UN NOUVEAU PROCÉDÉ D'OBTURATION DES DENTS ET DES OS AU MOYEN DE BLOCS DE PORCELAINE

SOCIÉTÉ D'ODONTOLOGIE

Séance du 14 Décembre 1897

Par H. LÉGER-DOREZ

CHIRURGIEN-DENTISTE DE LA FACULTÉ DE MÉDECINE DE PARIS

TOURS
IMPRIMERIE PAUL BOUSREZ

1898

UN

NOUVEAU PROCÉDÉ D'OBTURATION

DES DENTS ET DES OS

AU MOYEN DE BLOCS DE PORCELAINE

SOCIÉTÉ D'ODONTOLOGIE

Séance du 14 Décembre 1897

Par H. LÉGER-DOREZ

CHIRURGIEN-DENTISTE DE LA FACULTÉ DE MÉDECINE DE PARIS

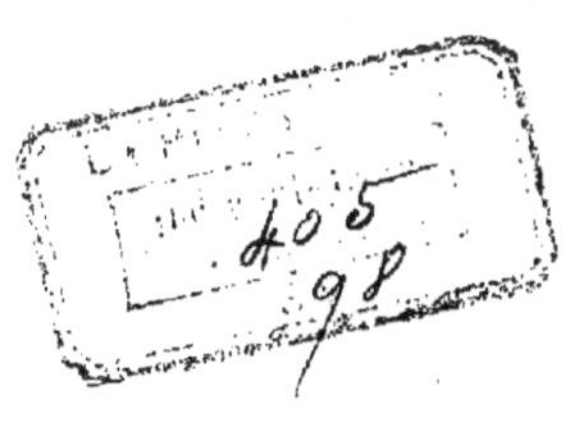

TOURS

IMPRIMERIE PAUL BOUSREZ

—

1898

UN

NOUVEAU PROCÉDÉ D'OBTURATION

DES DENTS ET DES OS

AU MOYEN DE BLOCS DE PORCELAINE

Par H. LÉGER-DOREZ

Chirurgien-Dentiste de la Faculté de Médecine de Paris

Quels ont été les procédés employés jusqu'à nos jours pour l'obturation des dents? Les voici énumérés par ordre de résistance :

Amalgames de cuivre.

Aurifications bien faites.

Plombages à l'étain.

Ciments à l'oxyphosphate.

Guttas.

Aurifications mal faites.

Sans entrer très avant dans la critique de ces divers procédés, énumérons succinctement les inconvénients de chacun d'eux.

Amalgames de cuivre et autres. — Noircissent et colorent horriblement la dent, dessèchent le cément et l'émail, se rétrécissent en vieillissant et, de ce fait, exposent la dent à de nouvelles infections.

En outre, ils sont bons conducteurs thermiques, ce qui les rend mauvais à employer.

Aurifications et plombages a l'étain. — Parfaits lorsque l'état de solidité et la sensibilité de la dent permettent de les adapter consciencieusement. Comme les premiers, ils sont bons conducteurs des influences thermiques. Mauvais aussi à employer.

Ciments dentaires. — *Avantages.* — Conservent très bien la dent, car ils adhèrent intimement aux parois de la cavité et ils sont mauvais conducteurs des influences thermiques.

Deux grandes qualités.

Inconvénients. — En grosses masses, ils deviennent toxiques pour les nerfs dentaires, en raison de leur acidité, et occasionnent des inflammations consécutives, lorsque la pulpe est par trop exposée; ils s'usent très rapidement surtout au niveau des gencives.

Guttas et aurifications mal faites. — A classer parmi les obturations provisoires.

Comme on le voit par ce succinct énuméré, il ne reste debout et susceptible de conserver pour longtemps la dent, que l'aurification bien faite, qui présente le gros inconvénient d'être d'une exécution très délicate, et qui n'est rien moins qu'esthétique.

On peut établir en principe qu'aucune obturation ne résiste à l'action de la salive; des plombages qui ont été laissés des mois et des années dans des acides y ont résisté, mais se sont désagrégés dès qu'ils ont été transportés dans la bouche.

Aussi nous sommes-nous efforcé de trouver un procédé n'offrant aucun des inconvénients des autres et remplissant toutes les conditions d'innocuité pour la dent et d'obturation durable et parfaite.

Nous ne sommes ni le seul ni le premier qui avons formulé pareils desiderata, ainsi qu'il en ressort du court historique suivant, que nos souvenirs et nos recherches bibliographiques nous ont permis d'établir.

En 1879, dans un discours fait à l'Association des comités occidentaux d'Angleterre, Spence-Bate (*Progrès Dentaire*, — août 1879, p. 282-294) préconisait dans l'obturation des dents la gutta de Jacob, tout en en montrant les inconvénients.

« La gutta-percha, disait-il, a encore l'avantage d'être un mauvais conducteur de la chaleur. Malheureusement, elle a un inconvénient, c'est de céder à une pression continue. » Et il ajoutait qu'il croyait pourtant la gutta préférable « jusqu'à ce qu'on ait trouvé une substance translucide capable de remplir toutes les conditions requises pour une obturation parfaite ».

Le cri d'alarme était jeté, et il trouvait un écho dans une lettre adressée par un dentiste bien connu, M. Martin, de Lyon, au *Progrès Dentaire* en 1880 (p. 355) ; il écrivait à l'appui des paroles de Spence-Bate : « Si les fabricants consentaient à nous fournir des sections de dents minérales, on arriverait à restaurer l'organe de la dent naturelle d'une manière plus parfaite qu'on ne l'a encore fait jusqu'à ce jour ».

Et plus loin il écrivait : « Partant d'une autre idée, il y a quatre ou cinq ans, j'ai fait quelques essais. Voyant avec quelle facilité on peut, avec la machine à fraiser, donner à la carie une forme unique (à quelques exceptions près), je me suis demandé si, en adoptant la forme ronde qui est la plus facile, on ne pourrait pas boucher un trou rond avec une matière à laquelle on donnerait la même forme.

« A cette époque, je m'occupais beaucoup de céramique pour la prothèse nasale ; il me fut possible de faire quelques petits bâtons avec cette matière et d'essayer (1). Les résultats que j'obtins furent très satisfaisants, mais pour qu'ils eussent été parfaits, il m'eût fallu des bâtons ronds. »

En 1876, nous avons nous-même entendu raconter par M. E. M. Felumb, qu'à une époque plus reculée, c'est-à-dire vers 1873, il avait reconstitué des parties d'incisives avec des fragments d'émail de dents animales, et des molaires avec des sections de vieilles dents artificielles auxquelles il laissait des crampons. Cela n'enlève, du reste, rien au mérite de M. Martin, de Lyon, car, en somme, c'est vraiment lui qui, le premier, mit en pratique l'idée de M. Spence-Bate, et fabriqua des bâtons d'émail dont les sections lui servirent à obturer des dents.

Nous nous souvenons aussi avoir, vers 1880, assisté à une petite expérience de M. Emile Boivin, qui essaya de faire des bâtons avec la substance employée en art dentaire sous le nom de *Continuous Gum*. Mais ces essais ne laissèrent d'autres traces que notre souvenir.

Le 1er février 1880, M. Richard Chauvin reprenait le procédé de Martin, de Lyon, dans le *Bulletin du cercle des dentistes*, et disait : « Voilà plusieurs mois que j'ai mis en pratique l'idée qui

(1) M. Martin parlait d'émail à émailler les bijoux, soit du verre pilé de couleur.

m'était venue d'appliquer aux dents cariées des fragments de dents artificielles, sinon pour garnir entièrement la cavité, du moins pour former la partie apparente de l'obturation. Depuis mon premier essai, je n'ai cessé de saisir toutes les occasions favorables à l'application de ce mode d'obturation, afin de me rendre un compte exact des avantages comme aussi des inconvénients et des difficultés que présente ce travail. Certes, le temps que j'ai consacré à ces observations est bien court, la première obturation que j'ai faite remonte au mois de mai 1879. Cependant, le succès de cette opération ne s'est pas démenti et, malgré quelques insuccès, j'ai recueilli des résultats satisfaisants. Et M. Chauvin expose la technique du fixage du fragment pour lequel il employait l'amalgame métallique en usage pour les obturations ordinaires.

Jusqu'ici, nous n'avons encore parlé que des obturations avec sections de dents artificielles, et fragments de bâtons de verre à émailler. C'est seulement sept ans plus tard, 1887, que Michel Zankoff (*Odontologie* 1887, p. 282) décrit un procédé d'émaillage de plaques de platine, procédé des plus intéressants à l'époque, préconisé par M. Laud (de Détroit).

Laissons, du reste, à l'auteur le soin de nous renseigner sur ce procédé.

« Je brunis à l'intérieur des cavités une feuille de platine; cela donne une impression parfaite. Le surplus enlevé, je soude à l'or fin des crampons qui traversent la plaque et forment points d'attache de l'émail sur la plaque du morceau reconstitué dans la dent; Puis je bâtis et modèle le coin de la dent à remplacer avec une pâte de porcelaine (1), comme la forme et la nuance l'exigent. On fixe ensuite avec du ciment. Ce procédé a l'avantage de se fixer plus facilement que les morceaux de dents minérales, il demande des sacrifices de tissu sain moins étendus qu'avec ceux-ci. » Voilà, n'est-il pas vrai, un procédé qui se rapproche de celui que nous exposerons plus loin. Les gros points différentiels sont les suivants : M. Laud fixait des crampons à la cupule de platine pour retenir l'émail et fixer le tout dans la dent. Cela devait enlever forcément toute transparence et, contrairement à son dire, nécessiter un très gros sacri-

(1) M. Laud ne dit pas quelle substance il appelait pâte à porcelaine, ce ne pouvait être que du Continuous-gum.

fice de dent saine pour y loger les crampons ajoutés ; pour nous, nous retirons la cupule qui a servi de moule pendant la fusion de la porcelaine, nous évitons ainsi, après fixage dans la dent, la coloration foncée qui, dans le procédé de Laud, était due à la conservation de la cupule en platine.

Dans un autre ordre d'idées, Edmond Kel faisait, de son côté, ressortir, en 1889 (*Odontologie*, p. 117), un des principaux avantages de l'obturation au verre sur les autres substances obturatrices. Toutes les obturations par étain, cuivre, amalgame, alliage d'Hardmann, oxyphosphate, oxychlorure, gutta rouge, gutta de Dawson, disait-il, sont d'excellents conducteurs de la chaleur ; seule, l'obturation à l'émail est un parfait protecteur contre les influences thermiques. Or, par obturation à l'émail, il entendait l'obturation par des fragments de dents artificielles. Avec l'année 1889, nous arrivons à la période du verre fondu, vulgarisé par M. Herbst, de Brême (1).

« Sur les surfaces des dents antérieures, écrit-il, les différentes matières d'obturations n'ont jamais un bel aspect ; l'amalgame, l'étain, l'alliage d'or et d'étain, deviennent sombres, le ciment s'use et ressemble toujours à du pudding et gâte le caractère des dents... Pour ces motifs, on a depuis longtemps fait des tentatives pour obturer ces dernières avec des morceaux de dents provenant de la matière qui sert à fabriquer les dents artificielles ; mais comme cette voie est très pénible et très incertaine, j'emploie déjà depuis quelques années, pour ces cavités, un mélange de diverses espèces de verre et j'ai obtenu, après des essais répétés, de très bons résultats. »

Suit toute une description de son procédé, que tous les dentistes ont suivie avec attention, et qui consistait dans l'emploi du verre de Venise pilé, que l'on faisait fondre dans des feuilles d'or reproduisant l'empreinte de la carie : on soumettait à la chaleur d'une lampe à alcool ; mais on apprit par expérience que la résistance du verre était nulle sous les efforts de la mastication, et que cette résistance était encore beaucoup diminuée par suite du fendillement du verre pendant le refroidissement ; au bout de peu de temps, il se produisait des infiltrations, l'obturation noircissait et s'effritait.

Bref, les résultats furent des moins satisfaisants et la méthode fut presque abandonnée.

(1) Extrait du *Correspondenz blatt für Zahnärzte*, par *l'Odontologie*, 1889, p. 278, 279.

La même année, mais postérieurement (*Odontologie*, 1889, p. 561), un Norwégien, M. Heidé, faisait ressortir un des avantages de l'émail naturel : « par l'incrustation de morceaux d'émail naturel, on obtient une reconstitution de dents cariées, de manière à tromper l'œil le plus exercé ».

A la même époque, Guérini, de Naples, employait des fragments de corail pour l'obturation des dents, et M. Eilerstsen, de Paris, recouvrait la substance obturatrice avec des sections de dents artificielles.

Les Américains, de leur côté, faisaient des recherches actives sur le même sujet. Ainsi Thomas Fletcher, de Warington, dans un article intitulé : *Besoins d'un plombage translucide* (1), écrivait :

« Une certaine catégorie d'auteurs avait naguère l'habitude de dénoncer l'usage des amalgames comme une sorte de délit confinant au crime, et de décrire comme épouvantables les effets nuisibles attribués à ses composés.

« Ces préjugés reposaient sur des impressions qui n'avaient aucune base scientifique, et il n'est pas nécessaire d'en exposer la fausseté. Toutefois, *un plombage idéal ne saurait être métallique.* »

Mais il faudrait citer tout l'article pour montrer le zèle avec lequel l'auteur a recherché, sans y réussir du reste, le procédé d'obturation translucide.

A-t-il dû peiner à la tâche ! car il s'écrie :

« Celui d'entre nous qui découvrira cette substance d'obturation **devra être considéré comme le plus grand bienfaiteur de la profession.** »

Fletcher, dans un autre article (*The British Journal of dental science*, 1881-I., juillet), décrit tout ce qui a été fait par lui sur la recherche de l'obturation translucide ; il va même jusqu'à offrir 25,000 fr. et de gros bénéfices à celui qui résoudra le problème. Empressons-nous de dire qu'il cherchait une pâte translucide.

Voilà, je crois, des preuves de l'intérêt que certains praticiens apportaient à la réalisation du problème, et des preuves aussi de la difficulé de ce problème.

Richter dirige des recherches du côté du verre (*Quarterly Circular*, sept. 1880) qu'il emploie comme substance obturatrice, mais

(1) *Quarterly Circular* et *Progrès dentaire*, 1889, p. 337 à 342.

le verre, qu'il adoptait, offre de très grands inconvénients, dont l'un est son manque de consistance ; il se fendille en refroidissant, et n'offre plus aucune garantie de solidité. C'est du reste le reproche que lui adressait Gilbert Walker (*Progrès dentaire*, février 1891). Nous devons ajouter que Herbst employait le verre de Venise et Richter le verre ordinaire. Mais ils ne sont ni l'un ni l'autre, pas plus que Laud, les inventeurs des obturations dentaires au verre fondu : c'est à un Américain du Nord, M. C. W. Spâulding, qu'il faut en attribuer la priorité, car, d'après Herbst, Spaulding aurait fait des obturations au verre dès 1877, mais sans obtenir de résultats très satisfaisants, à cause des inconvénients que nous venons de signaler (transparence et fendillement).

Or, il est une substance qui nous a paru remplir tous les desiderata qui ont été formulés ; c'est la pâte à porcelaine qui sert à la fabrication du corps des dents artificielles. La meilleure formule de cette substance appartient aux Anglais et aux Américains, qui la tiennent précieusement secrète ; mais c'est un Français, Duchâteau, qui inventa, en 1774, et fabriqua le premier des dents artificielles. Il eut plus tard pour collaborateurs de Chémant et Dubois. Mais ce fut de Chémant qui s'attacha avec le plus de ténacité à la fabrication et surtout à l'amélioration des dents artificielles. Il obtint en 1787, par la protection de Darcet, l'autorisation de poursuivre ses recherches à la Manufacture de Sèvres, où l'on construisit pour lui un petit four réfractaire. Ses recherches furent couronnées d'un brillant succès, et il fit des dents minérales qui sont, il est vrai, loin de la perfection atteinte de nos jours, mais qui constituaient un progrès considérable et furent le point de départ de tout ce qui a été fait à ce sujet. De Chémant se trouva bientôt en butte aux revendications de Duchâteau et de toute une coterie de dentistes qui ne reculèrent devant aucun procédé pour s'emparer de sa découverte. Devant cette campagne entreprise contre lui, de Chémant passa en Angleterre et livra sa découverte à la Maison Cl. Ash, de Londres, qui en a tiré le parti que l'on sait. Nous tenions à établir ce point historique, afin de bien montrer la part qui revient à des Français, surtout à de Chémant et à Duchâteau, dans l'emploi de l'émail pour la fabrication des dents artificielles.

Afin de rendre possible la fabrication des dents artificielles dans le cabinet même du dentiste, la maison Ash, en 1895, imagina un petit four en acier, garni à l'intérieur de terre réfractaire et contenant une loge en platine destinée à recevoir les pièces devant subir la cuisson. Ce four est alimenté par un brûleur à gaz de Bunsen activé par une soufflerie de forge; on peut dans ce four arriver à des températures de 1,600 à 1,800° C. Or le point de fusion de l'émail ou porcelaine est à environ 1,200°.

Nous entreprîmes des expériences au moyen de ce four, que nous fûmes le premier en France à employer (1). Nos essais nous amenèrent à établir nettement la technique de la fabrication des couronnes artificielles de dents à pivot, technique qui a fait l'objet d'un travail publié par nous (*Progrès dentaire*, février 1897, et *Monde dentaire*, avril 1897).

Par nos démonstrations, tant dans notre cabinet qu'à l'Ecole Dentaire, nous familiarisâmes de nombreux confrères avec cette technique et avec le nouveau four à émail.

Au cours de nos essais, nous avons eu l'idée d'expérimenter, dans l'obturation des dents, les matériaux fournis par Ash et servant à confectionner les couronnes des dents à pivots. Nos essais furen d'abord timides et isolés; mais bientôt nous eûmes établi une technique exacte, et nous généralisâmes notre procédé à tous les cas d'obturations dentaires. Nous pouvons dores et déjà établir que nous avons obtenu des succès constants et même tels que nous ne pouvions les espérer. Nos premiers essais d'obturations avec des blocs de porcelaine fondus dans les moules datent du 16 septembre 1896.

La technique (2) opératoire que nous avons adoptée est la suivante : comme dans tous les procédés dentaires, on prépare au préalable la cavité avec soin, surtout au voisinage de la gencive. Si l'on doit procéder à la réfection de la face latérale d'une dent, on écarte le plus possible cette dent de la voisine au moyen de morceaux de caoutchouc de différentes épaisseurs ou de tamponnets d'ouate, afin d'élargir le champ opératoire. Un nettoyage soigneux et une antisepsie parfaite sont les premières conditions à remplir. On

(1) *Progrès dentaire*, février 1897.

(2) *Monde Dentaire*, mars, avril, mai 1887.
Progrès dentaire, mars 1898.
Odontologie, janvier 1898. *Intermédiaire médical*, janvier 1898.
Revue Internationale de thérapeutique et Pharmacologie, février 1898.

taille les cavités en forme de bols à café, s'il s'agit de cavités centrales de grosse molaire. Si la carie siège sur les côtés d'incisives, canines, petites ou grosses molaires, on ne doit pas craindre d'entailler largement et d'agrandir les cavités en leur donnant une forme bien carrée, autant que la solidité et l'état de sensibilité de la dent le permettent. L'obturation est d'autant plus parfaite, et sera d'autant plus solide que la cavité était plus grande. A l'inverse des obturations à l'amalgame, les cavités doivent être nettes, à bords épais formant des angles ou des trous bien ronds, sans aucun dessous ; il faut, en un mot, que les bords ne surplombent pas ; il est inutile d'agrémenter la cavité de points de rétention. Nous conseillons même, lorsque les cavités sont très profondes, d'en combler les bas-fonds avec du ciment dentaire que l'on laisse durcir pour former ensuite, avec des fraises appropriées, des fondations très plates.

Voilà la dent préparée. Il s'agit maintenant de prendre l'empreinte de la cavité. Pour ce faire, nous prenons une mince feuille de platine très mou, nous l'étendons sur la dent et en couvrons l'orifice de la cavité. Puis nous la refoulons très délicatement dans l'intérieur au moyen d'un brunissoir terminé en boule et nous obligeons le métal à s'adapter exactement aux parois de la carie en introduisant des boulettes d'ouate de plus en plus grosses, que l'on comprime fortement au moyen du brunissoir ; nous retirons alors l'ouate, et enfin la feuille de platine qui a pris l'empreinte de la cavité et forme une petite cupule que nous remplissons de pâte de porcelaine bien assortie à la nuance de la dent. Le petit moule est placé sur une tôle en platine et porté dans un four réfractaire de Ash, dont la température est portée à l'incandescence, et dans lequel la porcelaine se liquéfiera, pour se solidifier ensuite en refroidissant. Généralement, à la première cuisson, on constate que, par suite du retrait de la porcelaine, la petite cupule ne sera pas bien remplie ; on ajoute alors une certaine quantité de pâte à porcelaine nécessaire pour combler les vides, et l'on recuit ; ces deux opérations sont l'affaire de quelques instants.

On sépare ensuite, au moyen de petites pinces, le bloc de la cupule du platine ; on doit avoir alors obtenu un petit bloc qui reproduit absolument la forme de la cavité, et remplit exactement celle-ci.

Après nous être assuré de cette parfaite adaptation, nous retirons le bloc et creusons sur ses flancs, au moyen de petites meules, de légères rainures qui serviront de points de rétention.

Nous procédons alors comme pour une obturation ordinaire, par ciment, c'est-à-dire que la dent, ayant été isolée et mise à l'abri des atteintes de la salive par les procédés ordinaires, sa cavité est soigneusement desséchée au moyen d'insufflation d'air chaud, et remplie de ciment assez fluide préparé extemporanément. Le bloc, qui a été immergé dans l'alcool absolu et flambé, est alors porté au niveau de la cavité et introduit bien à fond ; il expulse par sa masse la presque totalité du ciment ; il ne reste de ce dernier qu'une couche extrêmement mince qui réunit le bloc obturateur et les parois de la cavité, et qui assure une contention indélébile. On enduit la dent de résine ; on fixe si possible le bloc avec des fils de lin jusqu'à complet durcissement du ciment, afin de maintenir le bloc bien en place. Au moyen de petites meules en corundum et en carborundum, de disques en toile-émeri, on doit ensuite égaliser, sculpter et repolir, selon les besoins de la forme et de l'articulation, la face externe du bloc de porcelaine, afin que ce dernier ne dépasse pas les bords de la cavité, et reproduise exactement la forme de la dent reconstituée.

Depuis le 16 septembre 1896, nous avons traité par ce procédé 203 cas comprenant à peu près toutes les espèces et toutes les formes de carie, dans l'une et l'autre mâchoire. Pas une de ces obturations n'a subi la moindre modification, la moindre altération. La couleur normale et la transparence sont conservées aux dents ainsi traitées, l'usure est absolument nulle, en raison de la dureté de la porcelaine ; le ciment, protégé de tous côtés par les parois obturées et obturatrices, ne peut subir d'altération de la part de l'air ou de la salive. De plus, la quantité de ciment qui reste dans les fonds est si faible, il est en couche si mince, qu'il ne peut irriter les nerfs dentaires.

C'est pourquoi nous ne croyons pas trop nous avancer, en affirmant que ce procédé est, à tous les points de vue, supérieur aux autres moyens d'obturation, et qu'il n'est d'une exécution ni plus longue, ni plus difficile. Aussi, croyons-nous faire œuvre utile en le publiant et espérons-nous le voir se vulgariser rapidement.

Mais il est, croyons-nous, une autre indication à l'emploi des blocs de porcelaine, indication d'ordre, non plus dentaire, mais chirurgical. Cette indication réside dans l'oblitération des solutions de continuité osseuses. Il y a quelques années, Trendelenbourg avait proposé d'obturer les cavités survenues dans les masses osseuses altérées ou nécrosées, avec une matière solidifiable, telle que le plomb ; cette idée ne fut pas mise en pratique pour des raisons diverses, et notamment par crainte d'une intoxication saturnine. Mais Dreeschmann, en 1893, imaginait de substituer le plâtre au plomb ; il eut recours avec succès à ce mode de plombage chez deux malades. Il le comparait avec raison aux procédés que l'on emploie pour obturer les dents creuses, et il lui attribuait, comme principaux avantages : de nécessiter une moindre durée de traitement, de donner des cicatrices d'un bel aspect, non adhérentes à l'os, sans dépression des parties molles et de l'os, sans suppuration.

Quelque temps après, Mayer publiait, au Congrès de la Société Allemande de Chirurgie, la relation de ses expériences faites sur des chiens au sujet du plombage des os avec de l'amalgame de cuivre ; Sonnenburg mentionnait deux cas d'ostéomyélite chez l'homme traités avec succès par ce procédé.

D'autres cas semblables ont été publiés tant en France qu'à l'étranger. Or, étant donnés les résultats que nous avons obtenus dans l'obturation des cavités dentaires, par des blocs de porcelaine, résultats supérieurs, avons-nous dit, à tous les autres modes d'obturation, nous croyons que ces résultats ne seraient pas moindres dans l'obturation des cavités osseuses et des solutions de continuité des os par ce même procédé. N'ayant pu l'expérimenter sur le vivant, nous avons voulu le faire sur des os morts.

En collaboration avec notre ami le docteur F. Déléage (de Vichy), nous avons creusé dans des os de mouton et de bœuf des cavités de dimensions différentes, allant de celle d'un noyau de cerise à celle d'une noisette ; nous avons procédé, pour la prise de l'empreinte et pour l'adaptation du bloc, absolument comme dans l'obturation des dents. Nous avons obtenu des restaurations parfaites, et ne laissant rien à désirer. La porcelaine a, sur les autres moyens d'obturation et de restauration osseuses, des avantages de premier ordre :

1° Le bloc est très facilement antiseptisable ; il est d'ailleurs naturellement aseptique, puisque, au moment où on le met en place, il sort d'un four chauffé à 1,200° au moins ; et, pour être encore plus sûr de l'asepsie parfaite, on n'a qu'à le flamber au moment même où on va l'appliquer sur l'os.

2° Le ciment employé comme moyen de contention est aseptique, puisqu'il est composé d'acide phosphorique et de sulfate de zinc calciné. Peut-être même pourrait-on, au lieu de ciment dentaire (si l'on craint une action irritante sur les os), le remplacer par du plâtre trituré avec une solution antiseptique boriquée ou autre.

3° La porcelaine ne peut subir de modifications chimiques au contact des humeurs, et des liquides organiques contrairement aux autres préparations et amalgames. Elle n'est pas susceptible de se désagréger.

La technique serait identique, en pareil cas, à celle que nous avons exposée pour l'obturation des dents, en mettant en œuvre les précautions antiseptiques les plus minutieuses sur lesquelles nous n'insisterons pas.

La durée de l'opération ne dépasserait guère un quart d'heure.

Nous appelons sur ce procédé la bienveillante attention des chirurgiens ; nous serions très honoré si nous voyions mises en pratique les idées que nous exprimons, et nous serions très heureux d'apporter ainsi une modeste contribution à l'art de guérir.

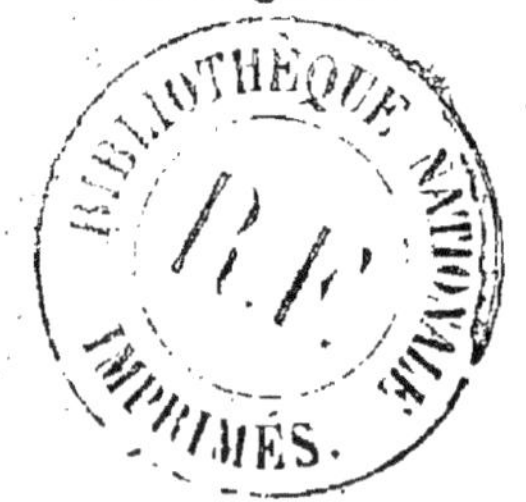

Tours, Imprimerie Paul Bousrez.

www.ingramcontent.com/pod-product-compliance
Lightning Source LLC
LaVergne TN
LVHW012026170826
845678LV00004BA/1649
* 9 7 8 2 3 2 9 6 2 5 2 4 9 *